I0441907

Basische Ernährung

Mehr Fett am Bauch verbrennen
durch einen guten Säure-Basen-Haushalt

Meine Empfehlung

Um dir mehr Infos als in diesem Buch zu bieten, empfehle ich dir nachfolgend eine **Webseite** auf der du 2 Fragen zum Thema Abnehmen **komplett kostenlos** beantwortet bekommst.

Klicke hierzu einfach jetzt auf den nachfolgenden Link und stelle dort deine 2 Fragen:

http://www.erfolgreiche-fettverbrennung.de/u1/

Inhaltsverzeichnis

Kapitel 1
Was bedeutet Säure-Basen-Haushalt?

Der Säure-Basen-Haushalt ist ein Begriff, welcher mit einer basischen Ernährungsweise in Verbindung gebracht wird.

Der Säure-Basen-Haushalt beschreibt den Gleichgewichtszustand zwischen den vorhandenen Säuren und Basen in deinem Körper. So ist zum Beispiel der Magen mit Säure gefüllt (Magensäure). Andere Bereiche deines Körpers wiederrum befinden sich im basischen Zustand, wie beispielsweise das Blut oder der Dünndarm.

Wenn dieses interne Gleichgewicht von Säuren und Basen im Körper nicht ausbalanciert ist, entstehen für dich verschiedene Nachteile. Und um diese Nachteile zu reduzieren bzw. zu eliminieren, wendet man eine basische Ernährungsweise an, um den Gleichgewichtszustand wieder herzustellen. Denn des Öfteren kommt es beim Menschen vor, dass aufgrund falscher Ernährung der

Gleichgewichtszustand im Säure-Basen-Haushalt gestört ist.

Kapitel 2
Was sind Säuren und Basen?

Wenn du jetzt an etwas Saures, wie eine Zitrone denkst, so bist du nicht auf dem richtigen Weg.

Allgemein betrachtet ist Säure eine chemische Verbindung, die positiv geladene Teilchen (H+) in Wasser abgeben kann. Es gibt viele reizende und ätzende Säuren, beispielsweise die Schwefelsäure. In verschiedensten Getränken befindet sich auch die bekannte Kohlensäure. In Milch und Milchprodukten befindet sich die Milchsäure. Daneben werden Säuren dazu benutzt, um Lebensmittel länger haltbar zu machen.

Eine Base ist das Gegenteil einer Säure. Sie kann die positiv geladenen Teilchen (H+) einer Säure aufnehmen und somit neutralisieren. Wenn eine Base in Wasser gelöst wird, spricht man von einer Lauge. Laugen werden im Haushalt vor allem in Waschmitteln und Seifen verwendet, aber auch in Abflussreinigern. Darin enthalten ist Natriumhydroxid, welches beim Lösen in Wasser eine Natronlauge bildet. Haare und Speisereste werden so aufgelöst. Laugen, wie die Natronlauge, können genauso, wie eine Säure, ätzend sein.

Der sogenannte Säure-Basen-Haushalt wird über den sogenannten pH-Wert definiert. Dieser misst die Konzentration der Wasserstoffionen in einer Flüssigkeit. Was sind Wasserstoffionen?

Ein Ion ist ein elektrisch geladenes Atom, also ein Baustein aus dem feste, flüssige und gasförmige Stoffe bestehen. Wie zum Beispiel Wasserstoff (H) oder Sauerstoff (O). Schauen wir uns Wasser einmal aus der chemischen Sicht an. Es besteht aus zwei Wasserstoffatomen (H2) und einem Sauerstoffatom (O), zusammen ergibt es Wasser (H2O).

Zurück zu dem pH-Wert. Je mehr Wasserstoffionen vorliegen, umso höher ist der gemessene Wert. Die Werteskala reicht von 0 bis 14. Dabei ist 0 der stärkste Säuregrad und 14 der höchste basische Wert. In der Mitte dieser Skala befindet sich bei 7 der neutrale Punkt. Also, je stärker die Säure im Körper, umso niedriger der pH-Wert und je stärker eine Base im Körper, umso höher der zu messende pH-Wert. Wie im Abschnitt zuvor erwähnt, gibt es im Körper Bereiche, die eher sauer oder basisch sein sollte. Also auch unterschiedliche pH-Werte ausweisen.

Dies ist alles sehr theoretisch, oder? Doch was bedeuten die Säuren, Basen und der pH-Wert nun eigentlich für unsere Ernährung und die Lebensmittel, die wir zu uns nehmen, aus?

Kapitel 3
Was sagt der pH-Wert in Bezug auf Ernährung und Lebensmittel aus?

In Bezug auf unsere Lebensmittel geht es darum, welche Wirkung diese auf unseren Körper haben und was bei der Verstoffwechselung für eine Substanz entsteht. Denn jedes Lebensmittel beeinflusst unseren Körper in Richtung säurehaltigen Zustand oder basischen Zustand.

Der Saft einer Zitrone schmeckt sauer, doch ist die Zitrone ein basisches Lebensmittel, da bei der Verstoffwechselung keine Säure gebildet wird. In unserem Körper herrschen in unterschiedlichen Bereichen auch unterschiedliche pH-Werte oder auch Säuregrade genannt. Um hier den richtigen Wert in der Balance zu halten, gibt es im Körper mehrere chemische Puffersysteme, die in der Lage sind, überschüssige Basen und Säuren zu neutralisieren. So werden Säuren in der Leber abgebaut.

Der Körper scheidet zudem vermehrt Kohlendioxid über die Atmung aus, um den pH-Wert zu regulieren. Neben diesen, gibt es noch die basischen Puffersysteme, hier werden Säuren mit basischen Mineralstoffen, wie zum Beispiel Calcium und Magnesium, verstoffwechselt. Mithilfe dieser Systeme versucht der Körper stets im Gleichgewicht zu bleiben und in jedem Körperbereich den richtigen pH-Wert aufrecht zu erhalten.

Diese Systeme funktionieren im Alltag einwandfrei, bis im Körper irgendwann zu viel oder zu wenig Säuren oder Basen vorhanden sind und diese nicht mehr ausgeglichen werden können. Dann spricht man von einer Übersäuerung des Körpers.

Kapitel 4
Was ist eine Übersäuerung?

Du nimmst jeden Tag mehr säurebildene Lebensmittel zu dir, als dein Stoffwechsel verarbeiten kann. Irgendwann können auch deine Puffersysteme diese Säuren nicht mehr neutralisieren und die pH-Werte der einzelnen Bereiche im Körper geraten aus ihrem Gleichgewicht. Zu Anfang wirst du dies gar nicht erst bemerken, doch mit der Zeit wirst du dich Schlapp und Müde fühlen. Vielleicht wirst du dich Erkälten.

Denn der Körper versucht mit allen Mitteln den Überschuss oder das Fehlen von Säuren und Basen auszugleichen. Die Mineralstoffe, die zum Teil dafür verwendet werden, haben allerdings in deinem Körper noch andere wichtige Aufgaben, die sie dann nicht mehr ausführen können, wenn sie ebenfalls irgendwann aufgebraucht sind. Der Körper ist also nach einer Weile so ausgezehrt, dass man sich nicht mehr fit fühlt.

Wenn wir nochmal genauer auf die Mineralstoffe eingehen, so gibt es auch hier säurebildende Mineralien und Basische. Zu den Säurebildenden gehören unter anderem Schwefel und Phosphor. Der Körper benötigt jedoch alle Mineralstoffe, um alle lebenswichtigen Aufgaben ausführen zu können.

Phosphor und Kalzium sind zum Beispiel in unserem Körper für den Aufbau von Knochen und Zähnen verantwortlich. Kalzium ist ein basenbildendes Mineral. Also sollten wir bei unserer Ernährung ebenfalls auf die Ausgewogenheit der Mineralstoffe achten. Denn auch hier kann eine Übersäuerung stattfinden, die der Körper selbst irgendwann nicht mehr ausgleichen kann.

Kapitel 5
Welche Folgen hat eine Übersäuerung im Körper?

Die entstandenen Säuren müssen also irgendwo im Körper gelagert werden. Dafür werden sie in das Bindegewebe eingelagert. Das Bindegewebe ist normalerweise ein Nährstoffdepot und wird dadurch immer mehr „verstopft", mit der Folge, dass es an Festigkeit verliert, es verändert sich sichtlich.

Durch das Gewebe führt ebenfalls unser Lymphsystem, welches in der Regel durch die Bewegung unserer Muskeln angetrieben wird. Doch auch hier könnte es durch die Ablagerungen im Gewebe und verminderte Bewegung zu einem Lymphstau kommen. Bei einem Lymphstau wird eine Lymphflüssigkeit, deren Aufgabe es ist, entstandene Wunden wieder zu verschließen, im umliegenden Gewebe angereichert und verklebt somit diesen Bereich des Gewebes.

Das wiederrum kann zu weiteren Bewegungseinschränkungen und Schmerzen führen.

In Gelenken dagegen verursachen sie entzündliche Gelenkkrankheiten wie Athrose und Athritis. Die Folge sind Gelenkschwellungen, entzündliche Wassereinlagerungen und vor allem Gelenkschmerzen. An Orten wie den Nieren und der Galle, wachsen die Schadstoffe zu Gallen- oder Nierensteinen zusammen.

Nierensteine können Harnwegsinfektionen auslösen und starke Schmerzen verursachen, sollten diese in den Harnwegen stecken bleiben. Auch die Gallenblase kann sich entzünden und starke Schmerzen verursachen. Gallensteine können den Abfluss der Gallenflüssigkeit verstopfen.

Die Leber kann den Gallenfarbstoff nicht mehr abbauen. Es kann zu einer Gelbsucht kommen. Ebenfalls kann es zu Ablagerungen in den Blutgefäßen kommen. Diese verengen ein Blutgefäß, wodurch Bluthochdruck entsteht. Ein Verschluss eines solchen Gefäßes kann im schlimmsten Fall einen Schlaganfall oder Herzinfarkt auslösen.

Das Gehirn und/oder das Herz werden nicht mehr ausreichend mit Sauerstoff versorgt. Dadurch können schwere körperliche Schäden entstehen, wie das Absterben von Gehirnzellen und körperliche Lähmungen. Schädigungen des Sprachzentrums, wie Wortfindungsstörungen oder extrem langsames und undeutliches Sprechen. Zudem können aber auch Bereiche des Herzens durch die fehlende Versorgung mit Sauerstoff absterben. Das Herz wird schwächer. Es kann vielleicht nicht mehr so viel Blut wie vorher durch den Körper pumpen.

Es kann zu Herzrhythmusstörungen kommen. Außerdem kann es durch die Übersäuerung zu einer Gewichtszunahme kommen oder dir Probleme bereiten, wenn du versuchst, dein Gewicht zu reduzieren. Genauer werde ich in dem Teil „Warum funktioniert die basische Ernährung beim Abnehmen?" eingehen.

Wie Du siehst, gibt es einige gravierende Folgen, die durch eine Übersäuerung des Körpers entstehen können. Woher weiß ich, dass ich übersäuert bin und wie entsorgt man die überschüssige Säure nun aus dem Körper?

Kapitel 6

Wie entsorgt man die Säure aus dem Körper?

Mithilfe von pH-Teststreifen könnte man seinen Urin testen, der ein Anzeichen für eine Übersäuerung liefern könnte. Diese Methode ist allerding sehr umstritten, denn der pH-Wert des Urins schwankt je nach Tageszeit, unserer Nahrungsaufnahme und wie gut unsere Puffersysteme funktionieren.

Wirklichen Aufschluss bringt wahrscheinlich nur ein Labortest, indem die pH-Werte des Gewebes selbst untersucht werden. Doch auch ohne jeglichen Test kann es vielleicht interessant sein, herauszufinden, welche Lebensmittel denn eigentlich unseren Körper übersäuern lassen und welche Lebensmittel geeignet für eine basische Ernährung sind.

Fleisch, Wurst, Fisch, Eier, Milch, Milchprodukte, Softdrinks, Alkohol und synthetische

Lebensmittelzusätze sind nur einige Lebensmittel, die säurebildend für den Körper sind.

Leider hat sich in den letzten Jahren unsere Ernährung immer weiter verändert. Pizza, Pommes und Co.. Fast-Food für zwischendurch hat einen immer größeren Platz in unserem Alltag eingenommen.

Um nun der Übersäuerung entgegen zu wirken, kann man sich bewusst basisch ernähren. Dabei soll auf säurebildende Lebensmittel verzichtet werden, um eine eventuelle Übersäuerung zu neutralisieren und Säure auszuscheiden. Basische Lebensmittel sind frisches Obst und Gemüse, sowie Salat und Kräuter. Ebenso wie Pilze, Sprossen und Keime.

Zu den basischen Getränken gehören vor allem Leitungswasser und Kräutertees. Außerdem sollte unbedingt darauf geachtet werden, dass wir mit unserer Nahrung genügend Mineralien zu uns nehmen. Die beim Abbau der Säuren helfen.

Neben der Ernährung kann man zusätzlich in basischem Salz baden. Der Haut soll dadurch geholfen werden, mehr Säure über die Haut auszuscheiden. Die basische Ernährung hilft dir zudem dabei, dein Gewicht zu reduzieren.

Kapitel 7
Warum funktioniert die basische Ernährung beim Abnehmen?

Wieso sollte mir ausgerechnet die basische Ernährung beim Abnehmen helfen?

Durch die Übersäuerung wird der gesamte Abbauprozess von Nährstoffen im Körper gestört. Stoffe, die diesen steuern oder gar als Abbaustoff nützen, werden inaktiv. Kohlenhydrate können nicht mehr abgebaut werden und werden aus diesem Grund im Körper eingelagert.

Dadurch entstehen unsere kleinen Fettpölsterchen. Ebenfalls wird die Aufnahme und Verarbeitung von Nährstoffen blockiert. Wodurch der Körper Hungersignale aussendet. Doch wir haben nicht nur Hunger, wir haben Heißhunger. In solchen Momenten essen wir erst recht etwas Ungesundes, sowie Süßes, was wiederum auch säurebildend ist. Zudem meist auch viel zu viel.

Mit Hilfe der basischen Ernährung sollen zunächst das Gleichgewicht des Säuren-Basen-Haushalt wieder hergestellt, der Mineralien-Haushalt ausgeglichen und der Stoffwechsel entlastet werden. Mit der Zeit kann der Körper die aufgenommenen Kohlenhydrate und Fette wieder normal verarbeiten und abbauen.

Durch die ausgewogene Ernährung und den aktiven Stoffwechsel bleibt auch der Heißhunger aus und wir nehmen nicht in Übermaße viele Kohlenhydrate zu uns. Desweiterem fühlen wir uns fitter, sind erholt und können uns auch zu einer sportlichen Aktivität motivieren.

Du siehst also: die basische Ernährung kann auch dir beim Abnehmen helfen.

Kapitel 8
Vor- und Nachteile der basischen Ernährung

Zusammenfassend kann ich sagen, dass eine basische Ernährung definitiv Sinn macht. Den Körper zu reinigen, sich gesünder zu fühlen und auch verschiedenen Krankheiten vorzubeugen. Dazu tragen Obst, Gemüse und Salate im regelmäßigen Verzehr bei.

Jedoch sollte die Umstellung auf eine rein basische Ernährung nicht langfristig angewandt werden. Fisch, Fleisch und Eier gehören zu den säurebildenden Nahrungsmitteln. Jedoch sind sie auch die größten Eiweiß Lieferanten. Eiweiß spielt in unserem Körper eine sehr wichtige Rolle. Es dient zum Erhalt und Aufbau von Zellen und Gewebesubstanzen, wie Haaren und Fingernägeln. Außerdem stellt es unter anderem auch Immunstoffe her.

Auch wenn es nicht langfristig angewandt werden sollte und überhaupt nicht wissenschaftlich bewiesen ist; So kann man doch seine Ernährung umstellen, in der die basische Ernährung eine große Rolle spielt. Allerdings sollten auch einige säurebildende Lebensmittel darin vorkommen, um den Körper bestmöglich und ausgewogen zu ernähren. Denn auch so kann man einer erneuten Übersäuerung vorbeugen, sich gesünder fühlen und Krankheiten vorbeugen.

Kapitel 9
10 basische Rezepte zum Abnehmen

Die nachfolgenden Rezepte sind ausschließlich für eine Person bzw. eine Portion geeignet. Die jeweilige Zutatenangabe wurde somit angepasst, weshalb unter Umständen ungerade Mengenangaben dort aufzufinden sind.

Basisches Pfannengericht: Spitzpaprika mit Mandelmilch

Zutaten

1 Schuss Öl

1 kleine Zwiebel

2 Knoblauchzehen

400g Spitzpaprika, grün

150ml Mandelmilch

1 Prise Garam masala (oder 5-Gewürzpulver)

1 Prise Salz

Zubereitung

Als erstes die Zwiebel und den Knoblauch schälen und in kleine Würfel schneiden. Paprika wird geputzt, entkernt und in größere Stücke geschnitten.

In einer Pfanne Öl erhitzen und zuerst die Zwiebel und dann den Knoblauch anschwitzen. Anschließend die Paprika dazugeben. Diese sollte scharf angebraten werden, denn dadurch bilden sich Röstaromen.

Nun alles mit der Mandelmilch ablöschen und die Hitze reduzieren. So kann das Gemüse langsam köcheln. Gewürzpulver noch in die Mandelmilch rühren und die Pfanne mit einem Deckel verschließen. Das Gemüse so bis zur gewünschten Bissfestigkeit garen lassen.

Zum Schluss auf einem Teller servieren und nach Geschmack noch salzen.

Basisches Pfannengericht: Ingwer und Möhren

Zutaten für eine Person

½ Schuss Öl

½ mittelgroße Zwiebel

200g Möhren, geputzt

50ml Mandelmilch

1/2cm Ingwer, frisch oder 1-2 TL gefriergetrocknet

½ TL Gemüsebrühe, instant

½ Prise Salz

½ TL gehäufter Koriander, getrocknet oder frisch

Zubereitung

Zuerst die Zwiebel putzen und in kleine Würfel scheiden. Ebenso die Möhren in Würfel oder Streifen schneiden. Außerdem noch den frischen Ingwer kleinschneiden oder reiben.

Öl wird in einer beschichteten Pfanne erhitzt, danach die Zwiebeln dort angeschwitzt. Den Ingwer dazu geben und etwas angehen lassen. Als nächstes kommen die Möhren dazu. Nach Möglichkeit: Deckel drauf.

In dieser Zeit wird die Gemüsebrühe in der Mandelmilch aufgelöst. Diese nun zu den Möhren geben und alles gut umrühren. Die Hitze niedrig einstellen und bis zur gewünschten Bissfestigkeit vor sich hin köcheln lassen.

In den letzten 2 Minuten kann der Deckel entfernt werden. Zum Schluss noch ½ Teelöffel Koriander unterrühren und alles auf einem Teller anrichten. Nach Geschmack noch mit Salz würzen.

Basisches Pfannengericht: Glasnudelpfanne

Zutaten

½ mittelgroße Zwiebel
½ Stange Lauch
1 mittelgroße Möhre
½ Handvoll Brokkoli, Röschen
25g Glasnudeln

1 EL Tamarisauce oder einfache, dunkle Sojasauce

1 EL Sojasauce, süße (Ketjap Manis)

½ EL Kokosöl oder normales Öl

½ Handvoll Cashewnüsse, geröstet, optional

Zubereitung

Zuerst die Zwiebel in kleine Würfel schneiden und in einer Pfanne mit Öl glasig dünsten lassen. Währenddessen Möhren in Streifen und den Lauch in Ringe schneiden. Die Glasnudeln werden in heißem Wasser eingeweicht.

Zu den Zwiebeln die Möhren geben und ebenfalls anschwitzen. Anschließend Lauch, Tamari und das Ketjap Manis hinzugeben. Nun kommt der Brokkoli dazu. Je nach Bissfestigkeit alles abgedeckt garen lassen.

Während die Pfanne vor sich hin köchelt, die Glasnudeln im Wasser zerkleinern und dann abgießen. Nun die Nudeln in die Pfanne geben und umrühren bis sich alles verbindet.

Tipp:

Wer mag, kann sich auch noch Cashewnüsse in einer extra Pfanne ohne Fett anbraten. Diese kann man beim Anrichten auf dem Teller dazugeben. Allerdings sind diese nicht basisch; schmecken aber hervorragend.

Verwendet werden sollte natives Kokosöl, da dieses am besten schmeckt. Außerdem kann man die Pfanne so noch am nächsten Tag als Salat genießen, ohne dass es nach kaltem Fett schmeckt.

Hierfür kann man einfach etwas kochendes Wasser über die Pfanne geben. Dadurch werden das Kokosöl und die Sauce noch einmal gelöst.

Verwendet man etwas mehr Wasser entsteht eine dickere Suppe als Mittagessen oder Vorspeise. Dabei sollte eventuell nochmal nachgewürzt werden.

Basisches Pfannengericht: Zucchini mit Champignons

Zutaten

2 EL Kokosöl, flüssig oder 1 EL geh. Cremig
1 mittelgroße Zucchini
200g Champignons, braun, frisch
etwas Porree
etwas Salz und Pfeffer
3 EL Hafersahne oder Mandelsahne
50g Käseersatz (Wilmersburger Pizzaschmelz)
2 EL Röstzwiebeln nach Bedarf, Fertigprodukt oder selbst gemacht

Zubereitung

Zuerst wird die Zucchini gewaschen und in Scheiben geschnitten. Die Champignons dagegen nur putzen, da diese nicht gewaschen werden sollten. Champignons auch in Scheiben schneiden. Den Porree in Ringe schneiden. Die Menge nach Bedarf wählen.

In einer Pfanne wird Kokosöl erhitzt und zuerst die Zucchini angebraten. Danach die Champignons dazugeben und anbraten. Erst zum Schluss kurz den Porree mit dünsten.

Nun das Gemüse mit Sahne aufgießen und die Gewürze dazugeben. Alles gut vermengen und anschließend den Pizzaschmelz unterrühren.

Zum Abschluss kann man noch Röstzwiebeln in die Pfanne geben.

Basisches Pfannengericht: Kartoffeln mit Brokkoli und Pilzen

Zutaten

½ Schuss Öl
½ mittelgroße Zwiebel
½ große Kartoffel
½ Kopf Brokkoli
3 mittelgroße Champignons
½ TL gehäufte Gemüsebrühe (oder Salz und Pfeffer)

Zubereitung

Zuerst Zwiebel und Kartoffel schälen und würfeln. Die Champignons werden geputzt, in Scheiben geschnitten und der Brokkoli nach dem Waschen in Röschen geteilt.

Danach Öl in einer Pfanne erhitzen und die Zwiebeln anschwitzen. Danach kommen Kartoffelwürfel in die Pfanne. Diese sollten ordentlich Farbe bekommen. Sind sie fast gar, kommt der Brokkoli und die Pilze mit in die Pfanne.

Alles mit Brühpulver würzen und für 5 Minuten den Deckel zum Dünsten auflegen. Anschließend die Temperatur niedrig einstellen und gelegentlich umrühren. Der Deckel sollte weiterhin noch auf der Pfanne bleiben, bis die gewünschte Bissfestigkeit erreicht ist.

Basisches Pfannengericht: Karotten und Paprika mit zitroniger Kokossauce

Zutaten

1 EL Öl
1 mittelgroße Zwiebel
250g Karotten, geschält gewogen
150g Paprikaschote, hellgrün
1 EL Zitronensaft
2 EL gehäuft, Kokosmilch, cremig
4 TL Koriander
1 Prise Salz
evtl. Süßungsmittel

Zubereitung

Zuerst Zwiebel und Karotte schälen und in kleine Würfel schneiden. Gewaschen entkernt und ebenfalls in Würfel wird die Paprika geschnitten.

Etwas Öl in einer Pfanne erhitzen und die Zwiebeln darin anschwitzen. Dann die Karotten dazugeben und die Pfanne mit einem Deckel schließen. Die Paprika erst dazugeben, wenn die Karotten bissfest sind. Alles nochmal umrühren und wieder abdecken.

Kokosmilch und Zitronensaft separat zusammen rühren und zu dem Gemüse geben. Das Gemüse bis zur gewünschten Bissfestigkeit garen lassen. Anschließend mit Koriander, Salz und evtl. Süßungsmittel abschmecken. Als Süßungsmittel kann Kokosblütenzucker verwendet werden.

Das Ganze ist als Hauptgericht zu verzehren oder als einfache Beilage für zwei Personen.

Basisches Pfannengericht: Kartoffeln mit Brokkoli und Ingwer

Zutaten

½ Schuss Öl

½ mittelgroße Zwiebel

1 1/2 cm Ingwer (12-15g), geputzt gewogen

110g Karotte, geschält gewogen

110g Kartoffeln, geschält gewogen

100g Brokkoli, geputzt gewogen

½ TL gehäuft, Brühe, gekörnt oder „Wunderwürze"

Zubereitung

Zuerst den Brokkoli putzen und in Röschen teilen. Der Strunk wird geschält und in Scheiben geschnitten. Den Ingwer in ganz kleine Würfel schneiden. Karotten und Kartoffeln in etwa Pommes große Stücke schneiden.

Öl in einer Pfanne erhitzen und die Zwiebeln darin anschwitzen. Ingwer dazugeben. Sobald dieser anfängt zu duften, die Karotten dazugeben. Alles bei geschlossenem Decken ca. 2 Minuten andünsten. Nun die Kartoffeln dazugeben und die Hitze um die Hälfte niedriger stellen. Den Deckel für weitere 5 Minuten drauflassen.

Anschließend erst die Strunkscheiben und dann die Brokkoli Röschen dazu geben. Alles gut durchrühren und nach Geschmack würzen. Den Deckel wieder auflegen und bis zur gewünschten Bissfestigkeit köcheln lassen.

Dieses Gericht hat kaum Flüssigkeit. Ist dies nicht gewünscht, kann man ein wenig Wasser dazu geben, damit es flüssiger wird. Zu genießen ist es als Hauptgericht oder auch als Beilage.

Basisches Pfannengericht:
Currypfanne mit Brokkoli

Zutaten

½ Kopf Brokkoli (ca. 250g)

½ große Kartoffel

2 ½ mittelgroße Karotten

½ Zwiebel

2 ½ mittelgroße Tomate, geschält

125 ml Gemüsebrühe

1 EL Currypaste, gelb

½ Prise Korianderpulver

½ Prise Kreuzkümmel, gemahlen

½ TL, gestr. Zitronengras, getrocknet

1 TL Öl (Kokosöl)

Zubereitung

Zuerst Kartoffel, Karotte, Zwiebel und die Tomaten waschen, putzen und in kleine Würfel schneiden. Brokkoli ebenfalls waschen und in Röschen teilen. Der Strunk wird geschält und klein geschnitten.

In einer Pfanne Kokosöl erhitzen und die Zwiebeln und die Kartoffeln zusammen leicht anbraten. Dann die Möhrenstücken dazu geben und weiter braten. Tomaten und Currypaste unterrühren sowie die Gewürze dazu geben.

Die Gemüsepfanne mit Brühe aufgießen und durchrühren. Dann den Brokkoli dazugeben und die Hitze reduzieren. Nun muss alles bis zur gewünschten Bissfestigkeit garen.

Basisches Pfannengericht: Blumenkohl mit zitroniger Kokossauce

Zutaten

300g Blumenkohl
1 EL Öl
100 ml Kokosmilch
2 EL Zitronensaft
1 TL Kokosblütenzucker oder ein anderes Süßungsmittel
Salz

1 Prise Cayennepfeffer

evtl. Kokosmehl

Zubereitung

Zuerst den Blumenkohl waschen und in kleine Röschen teilen. Der Strunk wird klein geschnitten.

In einer Pfanne Öl erhitzen und den Blumenkohl anbraten, dabei mit einem Deckel abdecken. Immer wieder umrühren.

Nun mit Kokosmilch, Zitronensaft, Cayennepfeffer und Süßungsmittel ablöschen. Das Gemüse sollte bei mittlerer Hitze und ohne Deckel bis zur gewünschten Bissfestigkeit gegart werden.

Die Soße kann noch mit Kokosmehl abgebunden werden, falls diese zu flüssig ist. Zu genießen ist dies als Hauptgericht oder als Beilage für zwei zu genießen.

Basisches Pfannengericht:
Ingwer mit Kokoscurrysauce

Zutaten

0,33 Schuss Rapsöl

0,33 Zwiebel

0,33 cm Ingwer

0,33 Fenchel (ca. 100g)

100g Möhren, geputzt gewogen

1,67 Stangen Staudensellerie (ca. 85g)

66,7 ml Kokosmilch, cremig

0,67 TL gehäufte Currypaste, gelb

Petersilie oder Koriander

Salz

Zubereitung

Das Gemüse zuerst waschen, schälen und in Würfel schneiden. Die Garzeit richtet sich nach der Größe des Gemüses.

In einer Pfanne Öl erhitzen und die Zwiebeln anschwitzen. Danach Ingwer dazugeben. Die

Möhren kommen als erstes in die Pfanne und braten bei geschlossenem Deckel für 2 Minuten. Ebenso Fenchel und Staudensellerie nacheinander in die Pfanne geben.

Währenddessen Kokosmilch und Currypaste zusammen rühren und nach dem anbraten zu dem Gemüse geben. Nun die Hitze reduzieren und alles bis zur gewünschten Bissfestigkeit garen lassen.

Zum Schluss die Kräuter hacken, dazugeben und Salz nach Geschmack auf dem Teller verwenden. Verzehrt werden kann es als Hauptgericht oder Beilage.

Meine Empfehlung

Um dir mehr Infos als in diesem Buch zu bieten, empfehle ich dir nachfolgend eine **Webseite** auf der du 2 Fragen zum Thema Abnehmen **komplett kostenlos** beantwortet bekommst.

Klicke hierzu einfach jetzt auf den nachfolgenden Link und stelle dort deine 2 Fragen:

http://www.erfolgreiche-fettverbrennung.de/u1/

Haftungsausschluss

Der Inhalt dieses Buchs wurde mit großer Sorgfalt geprüft und erstellt. Der Autor übernimmt keinerlei Gewähr für die Aktualität, Korrektheit, Vollständigkeit oder Qualität der bereitgestellten Informationen und weiteren Informationen.

Es wird keine juristische Verantwortung oder Haftung für Schäden übernommen, die durch kontraproduktive Ausübung oder durch Fehler des Lesers entstehen. Es kann auch keine Garantie für Erfolg übernommen werden.

Der Autor übernimmt daher keine Verantwortung für das Nicht-Erreichen der im Buch beschriebenen Ziele.

Dieses Buch enthält Links zu anderen Webseiten. Auf den Inhalt dieser Webseiten haben wir keinen Einfluss.

Deshalb kann auf den dortigen Inhalt auch keinerlei Gewähr übernommen werden. Die verlinkten Seiten wurden zum Zeitpunkt der Verlinkung auf mögliche Rechtsverstöße überprüft.

Rechtswidrige Inhalte konnten zum Zeitpunkt der Verlinkung nicht festgestellt werden. Für die Inhalte der verlinkten Seiten ist ausschließlich der jeweilige Anbieter oder Betreiber der Seiten verantwortlich.

Das **Copyright** für veröffentlichte, vom Autor selbst erstellte Bilder, Grafiken, Tondokumente, Videosequenzen und Texte bleibt **allein beim Autor** des Buchs.

Eine Vervielfältigung oder Verwendung der Bilder, Grafiken, Tondokumente, Videosequenzen und Texte in anderen elektronischen oder gedruckten Publikationen ist ohne ausdrückliche Zustimmung des Autors nicht gestattet.

Der Autor behält es sich ausdrücklich vor, Teile der Seiten oder das gesamte Angebot ohne gesonderte Ankündigung zu verändern, zu ergänzen, zu löschen oder die Veröffentlichung zeitweise oder endgültig einzustellen.

Impressum

Veröffentlicht durch

Marco Reuter

Vinnhorster Weg 81

30419 Hannover

E-Mail: marco.reuter92@gmail.com

ISBN-13: 978-1544088747

ISBN-10: 1544088744

www.ingramcontent.com/pod-product-compliance
Lightning Source LLC
Chambersburg PA
CBHW032033290526
45786CB00012B/2663